Rudolf Steine.

Was macht der Alkohol im Körper des Menschen?

Ein Vortrag gehalten vor Arbeitern in Dornach am 8. Januar 1923

Inhalt

Rudolf Steiner **Was macht der Alkohol im Körper des Menschen?** *S. 3*

- Der Alkohol wirkt auf das Blut und erhöht dessen Kreislauf. Der Kater zeigt die Abwehr des ganzen Körpers *S. 3*
- Manche verjagen den «Katzenjammer» durch erneutes Trinken. Der Körper kann viel vertragen, aber nur bis zu einer gewissen Grenze *S. 6*
- Beim Säuferwahnsinn (Delirium tremens) sieht sich der Mensch von Mäusen verfolgt *S. 7*
- Das Blut ist stark geschützt gegen den Alkohol – seine weißen und roten Blutkörperchen entstehen im Knochenmark *S. 10*
- Wenn die Mutter trinkt, wird das Kind zu schwerfällig, wenn der Vater trinkt, wird es zu zappelig *S. 12*
- Am Beispiel einer Zündwarenfabrik: Auch kleine Mengen von Stoffen können *von außen* den Körper untergraben *S. 18*
- Der Alkohol richtet mehr Menschen zugrunde als Wasser – durch das Vererben von immer schwächeren Körpern *S. 23*
- Alkoholverbot ist keine Lösung – viele würden zum Kokaingenuss greifen, was noch schlimmer ist. Was wirklich hilft, ist echte Aufklärung *S. 26*

Fachausdrücke der Geisteswissenschaft *S. 35*
Über Rudolf Steiner *S. 36*

Rudolf Steiner

Was macht der Alkohol im Körper des Menschen?

Dornach, am 8. Januar 1923

Rudolf Steiner: Hat vielleicht jemand von Ihnen eine Frage auf dem Herzen?

Arbeiter fragen in Bezug auf die Wirkung des *Alkohols,* seine schädlichen Wirkungen und so weiter.

Rudolf Steiner: Sie meinen, inwiefern der Alkohol überhaupt schädlich ist für die Gesundheit?

Nun, nicht wahr, mit dem Alkohol ist es ja so, dass Sie seine erste Wirkung ganz unmittelbar sehen, ganz offenbar, nämlich dadurch, dass er gerade auf dasjenige im Menschen wirkt, was wir jetzt immer beschrieben haben: auf die ganze «Seelenverfassung».

Das Erste ist ja, dass der Mensch durch den Alkohol in eine Art geistiger Verwirrung kommt, die so stark wirkt, dass vor allen Dingen dann der Mensch Leidenschaften ausgesetzt ist, die sonst schwach in ihm sind und leichter durch den Verstand unterdrückt werden können. Sodass er dann, wenn er nicht Alkohol getrunken hat, vernünftiger erscheint, als er erscheint, wenn er Alkohol getrunken hat.

Der Alkohol wirkt zunächst anfeuernd auf sein Blut und es tritt eine erhöhte Blutzirkulation ein. Das ist das Erste, dadurch wird das Leidenschaftsleben erregt. Der Mensch kommt zum Beispiel leichter in Zorn, während er sonst den Zorn leichter zurückdrängen kann.

Also Sie sehen, die erste Wirkung des Alkohols ist die, die auf den Menschen in seinem Verstandes- und überhaupt in seinem Seelenleben ausgeübt wird.

Wenn der Alkohol dann eine Zeit lang im Organismus geblieben ist, dann bewirkt er ja auch eine Erscheinung, die Sie sehr gut kennen und die man *Kater*° nennt. Gerade aus der Entstehung des Katers° aber ersehen Sie, dass der Alkohol zunächst so wirkt, dass sich der ganze Organismus dagegen sträubt.

Was heißt das, der Mensch hat einen Kater°? Das heißt eben nichts anderes, als dass der Mensch dadurch, dass er am Abend, sagen wir, betrunken war – der Kater° tritt ja in der Regel am Morgen auf, nachdem der Mensch am Abend betrunken war – und sein Blut in einer besonders starken Bewegung war, sehr viele Kräfte verbraucht hat, die dadurch verbraucht worden sind, dass er seinen Körper in schnelle Bewegungen gebracht hat, während sonst dieselben Bewegungen sich viel langsamer vollzogen hätten.

Also merken Sie sich einmal diese Sache ganz genau. Nehmen Sie an, der Körper will eine gewisse Tätigkeit in vierundzwanzig Stunden verrichten. Wenn nun einer sein gehöriges Maß Alkohol trinkt, so wird dieselbe Tätigkeit vielleicht schon in zwölf oder sogar sechs Stunden verrichtet. Dadurch nimmt sich der Körper innere Tätigkeit weg.

Es ist daher bei den Leuten, die gewohnt sind, sich ab und zu ein kleines

Räuschchen anzutrinken, eine instinktmäßige Handlung, dass sie dann hinterher, bevor der Kater° kommt, kräftig essen. Warum tun sie das? Nun, wenn sie hinterher kräftig essen, so wird entweder der Kater° ganz vermieden, er kommt gar nicht, oder aber er kommt mindestens schwächer, sodass sie nachher, am nächsten Tag, arbeiten können.

Was geschieht, wenn einer sich ein wahrnehmbares Räuschchen angetrunken hat und nachher, sagen wir, eine Bratwurst isst? Dann bringt er seinen Körper wieder in Tätigkeit und ersetzt dasjenige, was durch die zu schnelle Tätigkeit aufgebraucht worden ist.

Wenn aber der Mensch das nicht tut, wenn er also nicht schon ein ziemlich abgehärteter Trinker ist – die abgehärteten Trinker tun das ja –, wenn er das nicht tut, sondern vergisst, die Bratwurst zu essen, dann kriegt er den Kater° aus dem Grund, weil dann sein Körper nicht mehr imstande ist, eine höhere Tätigkeit innerlich auszuüben.

Wenn aber die Tätigkeit nicht richtig ausgeübt wird, so lagern sich überall Unratsprodukte ab, namentlich Harnsäureprodukte. Die lagern sich namentlich im Kopf ab, weil der am schwersten zu versorgen ist.

Und so geht dann ein Mensch, der in der Nacht seine körperliche Tätigkeit, seine innere körperliche Tätigkeit durch Alkoholtrinken verbraucht hat, am nächsten Morgen so herum, dass eigentlich sein Kopf so ist, wie sonst seine Gedärme sind: Unrat ist drinnen abgelagert. Und das schließt ein, dass der Körper sofort revoltiert, wenn ihm also durch den Alkoholgenuss zu viel Tätigkeit abgefordert wird.

Nun ist das ja so, dass der Mensch, wie ich Ihnen schon einmal bei den Vorträgen gesagt habe, eigentlich viel mehr vertragen kann – ich meine jetzt nicht nur in Bezug auf Alkohol, sondern überhaupt –, viel mehr vertragen kann, als man gewöhnlich voraussetzt. Es kann das nämlich lange Zeit hindurch wiederum ausgeglichen werden.

Und Sie finden ja sogar ein sehr trügerisches, ein sehr verdächtiges Gegenmittel gegen den Kater° bei manchen Leuten, nicht wahr, das darin besteht, dass wenn sie nun am nächsten Morgen mit einem riesigen Kater° wieder aufstehen oder wieder nach Hause kommen – was tun sie dann? Nun, das werden Sie auch schon erlebt haben: Sie saufen nämlich am nächsten Morgen weiter, sie machen den Frühschoppen zu einer besonderen Kur, sie saufen dann weiter!

Und was ist das, dass sie dann weitersaufen? Ja, sehen Sie, dem Körper ist in der Nacht Tätigkeit entzogen worden, dadurch, dass das Blut in besondere Wallungen gebracht worden ist. Nun fehlt diese Tätigkeit am Morgen. Aber der Körper wird noch einmal aufgestachelt durch das Weitersaufen, dass die letzten Reste von Tätigkeit, die er noch haben kann, auch noch aufgebraucht werden.

Weil die letzten Reste den hauptsächlichsten Unrat noch wegschaffen, geht der Kater° bis zu einem gewissen Grad aus dem Kopf fort, bleibt aber erst recht im übrigen Körper vorhanden. Nur, was dann erst recht im übrigen Körper vorhanden ist, das spüren dann die Leute weniger. Sodass das Weitersaufen am Morgen eigentlich dazu führt, dass der Kater° unbewusst in den übrigen Organismus übergeht. Und dann erst, wenn das geschieht, fängt das wahre Elend für den Körper an.

Diejenigen Säufer sind am schlimmsten dran, die den Kater° mit Weitersaufen vertreiben. Denn dann wird nach und nach, wenn sich das wiederholt, der ganze Körper ruiniert.

Aber noch immer ist es so, dass es fast unmöglich ist – weil der Mensch eben viel vertragen kann –, den Körper gleich ohne weiteres zu ruinieren. Daher ist das Erste bei einem richtigen Säufer, dass er eine Art Delirium bekommt, den *Säuferwahnsinn*. Es geht da noch nicht ins Ruinieren hinein, sondern Sie können daraus ersehen, wenn dieses «Delirium tremens», wie es die Wissenschaft nennt, eintritt, dass sich der Körper noch wehrt, es ganz in sich hereinzulassen.

Wenn das Delirium tremens eintritt, bekommen die Menschen eine Art Verfolgungswahn. Sie sehen überall um sich herum eine Art kleiner Tiere, Mäuse und so weiter, herumlaufen. Sie kriegen eine Art Verfolgungswahn. Das Delirium tremens ist damit verknüpft, dass die Menschen sich überall verfolgt fühlen von kleinen Tieren, von Mäusen namentlich.

Das ist ja etwas, was sogar geschichtlich geworden ist: Es gibt «Mäusetürme». Die haben meistens ihren Namen daher, dass da in früheren Zeiten irgendeiner eingesperrt war, der Säuferwahnsinn hatte und der da drinnen von Mäusen geplagt worden ist, die er sich bloß vorgestellt hat – es werden schon auch welche drinnen gewesen sein. Denn der, der da drinnen war, hat überall um sich herum Tausende und Tausende von Mäusen gesehen, die nicht da waren.

Sie sehen also: Man kann dasjenige, was im Menschen wirkt, wenn er sich durch Alkohol ruiniert, sogar sehr schwer in den Körper ganz hineinkriegen. Es sträubt sich der Körper durchaus lange Zeit gegen diese Geschichte, die durch den Alkohol angerichtet wird.

Und das Interessante ist ja das, dass dann bei den Leuten, wenn sich das Gewissen regt – sagen wir, sie haben eine Zeit lang gesoffen, frühmorgens weitergesoffen, und dann regt sich plötzlich das Gewissen, und sie hören auf zu saufen, sie haben sich noch dieses bisschen Energie aufbewahrt, dass sie aufhören zu saufen –, was geschieht dann? Wenn sie früher noch nicht den Säuferwahnsinn gehabt haben, kriegen sie ihn dann.

Das ist die interessanteste Tatsache, dass manchmal derjenige, der lange Zeit getrunken hat, wenn er nun aufhört zu trinken, gerade dann den Säuferwahnsinn kriegt.

Das ist eines der wichtigsten Zeichen dafür, dass der Mensch so angesehen werden muss, dass der Kopf anders wirkt – ich habe Ihnen das in den letzten Vorträgen für viele Dinge angeführt – als der übrige Körper.

Solange nämlich der Mensch die Säuferkrankheit im Kopf hält, da geht es ihm noch passabel, da hat er die Sache noch nicht im übrigen Körper drinnen. Wenn er sie aber da drinnen hat und nachher den Alkohol sich abgewöhnt, dann revoltiert erst recht der übrige Körper durch den Kopf herauf. Und dann kriegt er gerade durch das Abgewöhnen den Säuferwahnsinn. Wenn er nicht mehr angeregt wird, kriegt er gerade den Säuferwahnsinn.

So kann man sagen: Im Blut des Menschen ist das körperliche Gegenstück für die wichtigsten Seelenverrichtungen.

Sie wissen ja vielleicht, dass manche Leute an Verfolgungswahn leiden, dadurch, dass sie allerlei Gestalten sehen, die nicht da sind. In früheren Zeiten – und es war das namentlich eine ganz gesunde Kur – hat man sie dann zur Ader gelassen.

Man darf gar nicht glauben, dass alle Leute früher so abergläubisch waren, wie man heute annimmt. Aderlass ist nicht etwas, was vom Aberglauben gekommen ist.

Man hat sie zur Ader gelassen, namentlich hat man ihnen irgendwo Blutegel aufgesetzt, die ihnen das Blut abgezapft haben. Dann ist das Blut weniger mächtig gewesen. Nicht gerade bei Säufern, aber bei anderen Wahnsinnsanfällen ist das Blut dann weniger mächtig gewesen und es ist ihnen dann besser gegangen.

Was außerordentlich verwandt ist mit all dem, was die Grundlagen der seelischen Eigenschaften des Menschen sind, das Nervensystem, habe ich Ihnen ja auch angeführt. Aber das ist namentlich für den Willen des Menschen viel weniger wichtig, es ist wichtig für den Verstand, aber es ist für den Willen des Menschen viel weniger wichtig als das Blut.

Nun, wenn Sie aber gerade sehen, dass der Alkohol das Blut im eminentesten Sinne angreift, so ist daraus zu erkennen, dass das Blut, weil der Körper so stark revoltiert gegen das, was der Alkohol anrichtet, sehr geschützt ist dagegen. Das Blut ist wirklich außerordentlich stark geschützt gegen das, was der Alkohol anrichtet, gegen die Angriffe des Alkohols im Menschen.

Und da müssen wir uns fragen: Wodurch ist denn eigentlich das Blut im Menschen so außerordentlich stark geschützt gegen die Angriffe? Da müssen wir weiterfragen: Wo entstehen denn eigentlich die wichtigsten Dinge, die im Blut drinnen sind?

Erinnern Sie sich, ich habe Ihnen gesagt: Das Blut besteht aus den *roten Blutkörperchen,* die eisenhaltig sind, die im sogenannten Blutserum herumschwimmen. Dann besteht es aus den *weißen Blutkörperchen.* Ich habe Ihnen gesagt, was die wichtigsten Bestandteile des Blutes sind: rote und weiße Blutkörperchen.

Diejenigen Blutkörperchen, die mit der Milztätigkeit zusammenhängen, die wir bei unseren Untersuchungen in Stuttgart die sogenannten Regulatoren genannt haben, berücksichtigen wir jetzt nicht. Es sind ja viele Körperchen im Blut drinnen.

Wir wollen jetzt nur auf die roten und auf die weißen Blutkörperchen sehen und wollen uns fragen: Wo entstehen denn eigentlich im Körper diese Blutkörperchen?

Ja, sehen Sie, diese Blutkörperchen, die entstehen nämlich an einem ganz besonderen Ort. Wenn Sie sich hier einen Oberschenkelknochen denken, vom Becken aus bis zum Knie, irgendeinen Knochen denken, einen Armknochen, irgendeinen Hohlknochen, so werden Sie in diesem Knochen drinnen überall das sogenannte *Knochenmark* finden. Da ist das Mark drinnen, das Knochenmark.

Und sehen Sie, meine Herren, in diesem Knochenmark entstehen die roten und weißen Blutkörperchen (s. Zeichnung) und marschieren dann erst in die Blutadern hinein. Der menschliche Körper ist so organisiert, dass in den inneren Höhlungen seiner Knochen sein Blut, eigentlich das Wichtigste in ihm, erzeugt wird.

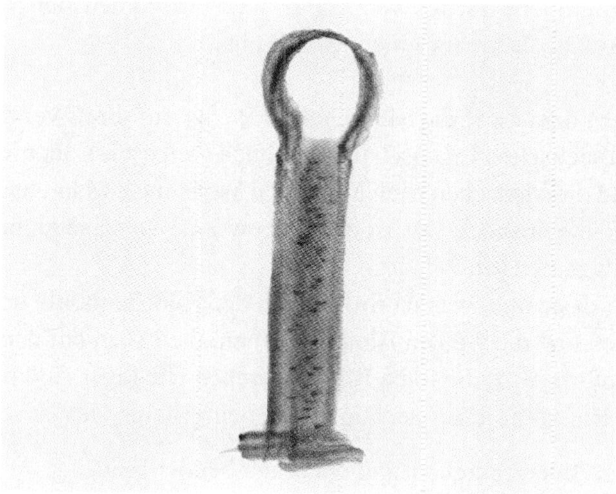

Wenn das der Fall ist, dann können Sie sich sagen: Das Blut ist in seiner Erzeugung wirklich außerordentlich stark geschützt gegen die Ruinierung.

Denn da muss der Alkohol tatsächlich schon sehr lange genossen werden und sehr schlimm genossen werden, wenn er auch die Knochen so weit kaputt machen soll, dass er bis in ihr Innerstes, bis in ihr Mark hineindringt und sie dort kaputt macht, das Knochenmark ruiniert, sodass keine roten und weißen Blutkörperchen mehr erzeugt werden.

Und da beginnt erst für die Menschen, die den Alkohol genießen, die eigentlich verderbliche Sache: wenn sie so weit gekommen sind, dass der Alkohol bis ins Knochenmark hinein gewirkt hat.

Nun ist es so, dass zwar die Menschen in Bezug auf ihren Verstand, in Bezug auf ihre seelischen Eigenschaften vielfach gleich sind, aber in Bezug auf das Blut sind die Menschen nach Mann und Weib, nach Mann und Frau, sehr verschieden voneinander. Das ist eine unbewusste Verschiedenheit, die aber sehr deutlich zutage tritt.

Nämlich dasjenige, was da im Inneren der Knochenhöhle erzeugt wird, also die roten und die weißen Blutkörperchen, die haben auf den Menschen so einen Einfluss, dass die roten Blutkörperchen wichtiger sind bei der Frau, die weißen Blutkörperchen wichtiger sind beim Mann. Das ist sehr wichtig:

- Die roten Blutkörperchen sind wichtiger bei der Frau,
- die weißen Blutkörperchen sind wichtiger beim Mann.

Daher ist das so: Die Frau hat, wie Sie wissen, alle vier Wochen ihre Periode, die im Wesentlichen in einer Tätigkeit des menschlichen Körpers besteht, etwas auszuscheiden, was an roten Blutkörperchen ausgeschieden werden muss.

Der Mann hat keine Periode, und Sie wissen ja auch, dass der Same des Mannes so ist, dass er nicht gerade vom roten Blut seine Abkunft verrät. Er hat seine Abkunft von den weißen Blutkörperchen. Die ändern sich vielfach um, aber sie werden zuletzt zu dem, was im männlichen Samen das Wichtigste ist.

So müssen wir bei dem, was auf die menschliche Fortpflanzung Bezug hat, bis zu dem geschützten Knochenmark gehen, wenn wir überhaupt prüfen wollen, wodurch die menschliche Fortpflanzungsfähigkeit physisch beeinflusst werden kann. Physisch beeinflusst werden kann die menschliche Fortpflanzungsfähigkeit eben durch das Knochenmark, im Inneren der Knochen.

Nun kommen aber natürlich die roten und die weißen Blutkörperchen, wenn sie in den Knochen drinnen erzeugt sind, ins Blut hinein. Wenn nun die Frau Alkohol trinkt, so werden natürlich ganz besonders die roten Blutkörperchen beeinflusst. Die roten Blutkörperchen enthalten Eisen, sind etwas schwer, haben die Schwere der Erde in sich.

Wenn also die Frau säuft, so bewirkt das, dass zu viel Schwere in ihr ist. Die Folge davon ist, dass wenn die Frau säuft, das Kind, das sich ausbilden soll, zu schwer wird, also innerlich seine Organe nicht richtig entwickeln kann. Es wird innerlich ausgestaltet und hat seine innerlichen Organe nicht in Ordnung. Und in diese inneren Organe zieht der schädliche Einfluss durch den Alkohol bei der Frau.

Beim Mann ist es so, dass durch den Alkohol vorzugsweise die weißen Blutkörperchen beeinflusst werden. Und wenn dann unter dem Einfluss des Alkohols Befruchtung eintritt – oder wenn der Mann überhaupt unter dem Einfluss der Zuführung des Alkoholischen verseucht ist –, dann wird der Same in der Weise ruiniert, dass er zappelig wird.

Denn die Befruchtung geschieht ja so, dass vom mütterlichen Organismus dieses kleine Ei abgesondert wird. (s. Zeichnung) Das kann man nur mit dem Mikroskop sehen in dem Zustand, wie es ist, wenn die Befruchtung stattfindet. Also das Ei wird abgesondert.

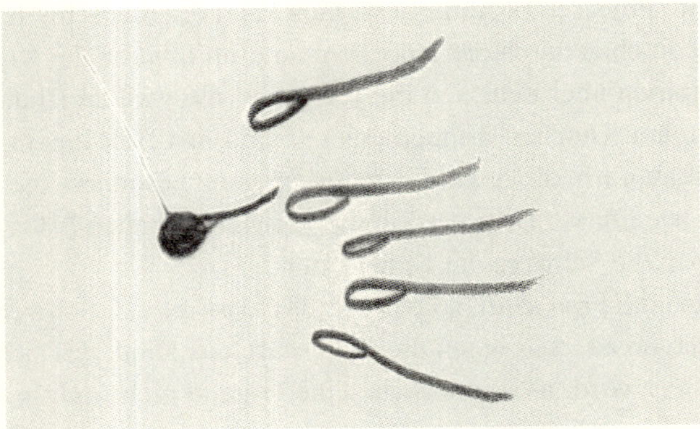

Vom Mann wird abgesondert eine ganze Menge solcher Samenkörperchen. Die haben alle solch einen Schwanz an sich. In der Samenflüssigkeit sind unzählige solcher Samenbläschen drinnen. Und dieser Schwanzfaden, den sie da an sich haben, der ist ein Flimmerhärchen. Und durch dieses feine Haar sind diese Samenkörperchen ohnedies furchtbar zappelig, sie machen die kompliziertesten Bewegungen.

Eines muss natürlich zuerst beim weiblichen Ei ankommen. Dasjenige, das nun zuerst ankommt, das wird vom weiblichen Ei aufgenommen. Es ist viel kleiner als das weibliche Ei. Obwohl das auch nur mit dem Mikroskop wahrgenommen werden kann, ist das männliche Samenbläschen noch viel kleiner. Das wird aufgenommen.

Und in dem Augenblick, wo es in das Ei aufgenommen ist, bildet sich sogleich eine Haut um das Ei herum, und alle die, die nachkommen, werden an diese Haut anstoßen. Es kann nur eines herein, denn sofort, wenn eins drinnen ist, wird eine Haut um das Ei gebildet, und die anderen müssen abziehen. Sie sehen also, das ist außerordentlich geistreich eingerichtet.

Diese Samentierchen sind ohnedies außerordentlich zappelig und durch den Alkohol werden sie noch viel zappeliger gemacht. Sodass also die Befruchtung unter dem Einfluss eines männlichen Samenwesens eintritt, das außerordentlich beweglich ist. Und die Folge davon ist, dass beim Menschen durch die Befruchtung dann besonders auf sein Nervensystem und Sinnessystem gewirkt wird, wenn der Mann säuft. Sodass

- wenn die Frau säuft, die inneren Organe durch die Schwere ruiniert werden;
- wenn der Mann säuft, dann das Nervensystem des Kindes ruiniert wird.

Die ganze Tätigkeit wird ruiniert, die in der richtigen Weise da sein soll, wenn das Kind eben heranwächst.

Man kann also sagen: Durch die Frau, wenn sie säuft, wird das Irdische am Menschen ruiniert, und durch den Mann, wenn er säuft, wird das Bewegliche, das Luftige, was im Umkreis der Erde ist und was der Mensch auch in sich trägt, ruiniert. Sodass also von zwei Seiten her die Frucht ruiniert wird, wenn beide saufen.

Natürlich, dann ist es schon gar keine ordentliche Befruchtung, das heißt, Befruchtung ist wohl möglich, aber es ist wirklich kein ordentliches Wachstum der Frucht möglich.

Denn auf der einen Seite will dann das Ei seine Schwere geltend machen, und auf der anderen Seite ist darin alles in einer zappelnden Bewegung – und es widerspricht eines dem anderen. Das Männliche widerspricht dem Weiblichen bei einer solchen Befruchtung, wo alle beide saufen.

Sodass also bei demjenigen, der den ganzen Zusammenhang versteht, klar ist, dass bei gewohnheitsmäßigen Trinkern tatsächlich in die Frucht außerordentliche Schädlichkeiten hineinkommen. Aber das glauben einem ja die Leute nicht, weil der Einfluss des Saufens bei Männern und Frauen verhältnismäßig noch nicht so sichtbar ist.

Aber dies ist eben nur deshalb, weil das Blut so geschützt ist, sogar im Knochenmark drinnen erst erzeugt wird, weil also die Menschen schon sehr viel tun müssen, wenn sie die Nachkommenschaft stark beeinflussen wollen. Und das schwache Beeinflussen, das gestehen sich die Leute heute eben einfach nicht ein.

Nicht wahr, wenn ein Kind mit einem Wasserkopf geboren wird, so prüft man in der Regel nicht, ob die Befruchtung gerade in einer Nacht war, nachdem die Mutter bei einem Souper (Abendessen) war und dort Rotwein getrunken hat, obwohl es sich herausstellen würde, wenn man es nachprüfte – weil da die Schwere zu stark wird und das Kind mit einem Wasserkopf geboren wird.

Wenn dagegen das Kind mit einem Gesichtsmuskelzucken geboren wird, dann wiederum prüft man in der Regel auch nicht, ob der Mann etwa am Abend zu stark getrunken hatte, worauf die Befruchtung geschah. Die Dinge, die, ich möchte sagen, im Kleinen sind, die prüft man eben nicht.

Und daher kommt es, dass die Leute glauben, es sei kein Einfluss da. Er ist schon immer da, aber die ganz schädlichen Einflüsse, die geschehen bei Gewohnheitstrinkern. Und da ist auch wiederum ein Auffälliges, ein sehr Merkwürdiges vorhanden.

Sehen Sie, wenn zum Beispiel der Mann säuft, so kann es sich herausstellen, dass die Kinder irgendwo in ihrem Nervensystem schwach werden und, sagen wir, zum Beispiel Anlage zu Lungenschwindsucht haben. Es braucht gar nicht das, was auf die Kinder vererbt wird, zusammenzuhängen mit dem

Alkoholgenuss des Mannes. Sie brauchen zum Beispiel nicht Anlage zu haben zur Kopfverwirrung, sondern zur Lungenschwindsucht oder zur Magenverstimmung und dergleichen.

Also das ist eben das Heimtückische, dass dasjenige, was durch den Alkohol verbrochen wird, einfach auf ganz andere Organsysteme beim Menschen übergeht.

Nun muss man bei diesen Dingen wirklich immer berücksichtigen, wie großen Einfluss kleine Mengen von Stoffen auf die menschliche Entwicklung überhaupt haben. Und nicht nur das, sondern man muss überall berücksichtigen, wie diese Stoffe an den Menschen herangebracht werden.

Bedenken Sie zum Beispiel das Folgende: Wir haben in unseren Knochen eine ziemliche Menge phosphorsauren Kalk. Wir haben in unserem Gehirn auch *Phosphor,* und Sie werden aus früheren Vorträgen wissen, dass der nützlich ist, der Phosphor, denn ohne Phosphor könnte man das Gehirn eigentlich gar nicht zum Denken benutzen. Also wir haben Phosphor in uns.

Ich habe Ihnen sogar einmal gesagt: Der Phosphor ist dann günstig, wenn er mit den Nahrungsmitteln in der richtigen Menge aufgenommen wird, damit er überall mit derselben Schnelligkeit verdaut wird, die in dem Menschen überhaupt ist. Wenn man dem Menschen eine Menge Phosphor in den Magen hineinbringt und er zu schnell hineingeht, dann ist er nicht nützlich, dann ist er schädlich.

Aber es kommt noch etwas anderes in Betracht. Sie wissen, dass man früher Phosphorzündhölzchen gemacht hat. Sie sind jetzt etwas seltener geworden, aber einmal hat man Gelegenheit gehabt, wie es zum Beispiel bei mir als Bub der Fall war, so etwas zu beobachten.

Es war in der Nähe unserer Wohnung eine *Zündwarenfabrik*. Ich musste als Bub täglich eine Stunde zur Schule gehen, so mit 13, 14, 15 Jahren, und in der Hälfte des Weges war diese Zündwarenfabrik. Da arbeiteten also die Arbeiter daran, die Zündhölzel, die Phosphorhölzel herzustellen. Ja, da erlebte man es, dass eine Anzahl dieser Arbeiter – das war in den siebziger Jahren des vorigen Jahrhunderts – immer mit zerfressenen Kiefern herumliefen, dass sie also zerfressene Kiefer kriegten und vom Kiefer aus wurde ihr Körper zerstört. Ober- und Unterkiefer, aber namentlich der Oberkiefer, an dem fingen die Knochen an zerfressen zu werden.

Wer einmal eine solche Zündhölzchenfabrik gesehen hat, der wird überhaupt finden, wenn er das weiß, was der Phosphor für einen schädlichen Einfluss auf den Menschen haben kann, der wird wissen, dass eine solche Zündhölzchenfabrik tatsächlich zu dem Mörderischsten gehört, was man nur haben kann.

Es ist bei den Dingen, die der menschlichen «Zivilisation» angehören, immer auch notwendig, dass man auf die zahlreichen Schädigungen hindeutet, die der Mensch dadurch zugleich erleiden kann.

Immer gingen eine Anzahl von diesen Arbeitern in diese Zündhölzchenfabrik mit zugebundenen Kiefern hinein. So fing die Sache an. Und dann, nicht wahr, breitete sich das aus auch im Oberkiefer. Selbstverständlich ist der Phosphor schon drinnen gewesen, aber was für ein Phosphor?

Sehen Sie, der Phosphor, der mit den Nahrungsmitteln zunächst in den Magen hineingekommen ist, dann von innen aus den ganzen Weg zu den Kiefern gemacht hat, der ist nicht schädlich, wenn nicht zu viel davon eingetrieben wird.

Dagegen, nicht wahr, werden die Zündhölzel so fabriziert, dass sie in langen Stangen geformt werden, und dann werden sie mit Schneidemaschinen zu kleinen Stangen gemacht. Dann werden sie in Rahmen gespannt, da ragt ein kleines Stückchen heraus, und da werden sie dann zuerst in ein Schwefelbad und dann in das Phosphorbad getaucht. Das hielt ja der Arbeiter einfach in seiner Hand. Es kamen also immer Spritzer aus dem Rahmen.

Nun denken Sie, wie oft am Tag sich der Mensch, da er sich nicht immer waschen kann, sich bei der Arbeit einfach irgendwie ins Gesicht streicht. Es sind gewiss außerordentlich geringe Mengen von Phosphor, die da an den Menschen herankommen, aber sie kommen heran – jetzt nicht von innen heraus, sondern von außen hinein.

Und das ist ja das Geheimnis der menschlichen Natur, dass dasjenige, was oftmals außerordentlich nützlich sein kann, wenn der Mensch es von innen aufnimmt und es erst durch den Körper verarbeitet, das größte Gift sein kann, wenn es von außen an den Körper herankommt.

Sehen Sie, von innen ist der menschliche Organismus so weise eingerichtet, dass er dasjenige, was zu viel Phosphor ist, mit dem Urin oder mit den Fäkalien wieder absondert. Er lässt nur die kleine Menge in die Knochen kommen, die notwendig ist. Er rangiert dasjenige aus, was überflüssig ist.

Aber was von außen kommt, dafür hat ja der Mensch kein Interesse, es wieder abzusondern. Gewiss, man kann ja nachhelfen. Man könnte allerdings zum Beispiel schon dadurch eine große Wohltat hervorrufen – aber denken Sie doch, wie wenig noch in den siebziger Jahren überhaupt an Humanität gedacht worden ist –, man könnte zum Beispiel dadurch Abhilfe schaffen, dass man ein heißes Bad einrichtet, in dem jeder Arbeiter sich baden müsste, wenn er weggeht. Durch eine solche Einrichtung würde natürlich schon ungeheuer viel erzielt werden können. Aber solche Sachen werden eben einfach nicht gemacht.

Nun, ich wollte Ihnen dadurch nur zeigen, wie der menschliche Körper eingerichtet ist – dass er so eingerichtet ist, dass durch ganz kleine Schädigungen von außen, sogar durch dieselben Stoffe, die er sonst zu seinem Aufbau braucht, durch ganz kleine Schädigungen dasjenige eintreten kann, was also dazu führt, dass die ganze Gesundheit des Menschen, überhaupt die ganze Organisation des Menschen untergraben wird.

Der Mensch kann viel aushalten, aber von einem gewissen Moment ab versagt dann doch der Organismus. Und beim Alkoholtrinken ist es so, dass der Organismus von dem Moment an versagt, wo der Alkohol irgendwie verhindert, dass die Lebenstätigkeit, die unsichtbare Lebenstätigkeit, in der richtigen Weise verläuft.

Wenn man den Menschen einer Phosphorvergiftung aussetzt, so weiß man, dass da einfach die innere Tätigkeit untergraben wird, die sonst den Phosphor verarbeitet. Sie wird von außen untergraben.

Beim Alkohol ist es eigentlich, ich möchte sagen, ganz ähnlich, beim Alkohol ist es so: Wenn der Mensch zu viel Alkohol trinkt und immer wieder und wiederum trinkt, sodass der Alkoholgenuss, wie man sagt, nicht nur akut ist, sondern «chronisch» wird, so kommt es eben so weit, dass der Alkohol im Menschen als Alkohol wirkt.

Wie wirkt er dann aber als Alkohol? Nun, da möchte ich Sie daran erinnern, dass ich Ihnen einmal gesagt habe: Die Mengen Alkohol, die der Mensch braucht, die erzeugt er sich selber. Ich sagte Ihnen: In den Stoffen, die in den Gedärmen sind, wird immer eine gewisse Menge Alkohol durch die gewöhnlichen Nahrungsmittel erzeugt, weil der Mensch diese kleinen Mengen Alkohol braucht. Wozu braucht er sie?

Nun, da brauchen Sie sich nur zu erinnern, wenn Sie einmal in irgendeinem anatomischen Kabinett gewesen sind und die Präparate gesehen haben, dass die in Alkohol hineingegeben sind, weil sie sonst verfaulen würden. Der Alkohol hindert dasjenige, was lebendiger Körper ist, am Verfaulen. Das bewirkt aber der Alkohol, der im menschlichen Körper selbst erzeugt wird, auch im menschlichen Organismus: Er hindert das Faulen gewisser Stoffe, die der Mensch braucht.

Sodass dem Menschen durch seine innere Organisation eigentlich vorgeschrieben ist, wie viel Alkohol er haben soll. Denn er hat einfach in sich gewisse Stoffe, die sonst faulen würden, die aber im Körper sein müssen und die eben konserviert werden müssen.

Aber bedenken Sie jetzt: Der Mensch trinkt zu viel Alkohol. Dann wird zu viel konserviert, dann wird dasjenige, was eigentlich abgehen soll, im Körper erhalten. Wenn der Mensch jetzt immer wieder und wieder sein Blut, das im Körper zirkuliert, dem Alkohol aussetzt, dann konserviert er sich dieses Blut im Körper drinnen. Und was ist die Folge?

Die Folge davon ist, dass dieses Blut die Kanäle in den Knochen verstopft, weil es gegenwirkt. Es wird nicht schnell genug wiederum durch die Poren und so weiter herausbefördert. Es bleibt zu lange im Körper. Dadurch wird das Mark in der Knochenhöhlung zu wenig veranlasst, neues Blut zu bilden, und wird dadurch schwach.

Und dasjenige, was beim sogenannten chronischen Alkoholiker eintritt, das ist, dass das Knochenmark mit der Zeit schwach wird. Und dann erzeugt es eben bei der Frau nicht mehr die richtigen roten Blutkörperchen und beim Mann nicht mehr die richtigen weißen Blutkörperchen.

Sehen Sie, ich muss immer wieder bei solchen Gelegenheiten eines sagen: Nicht wahr, es ist ja ganz schön, wenn die Menschen soziale Reformen ausdenken, sagen wir zum Beispiel Alkoholverbote und so weiter. Gewiss, es ist sehr schön.

Aber ich meine Folgendes: Sehen Sie, selbst solch ein gelehrter Mann wie der Professor Benedikt, von dem ich Ihnen einmal erzählt habe, dass er die Schädel der Verbrecher sammelte und dann die ungarischen Verbrecher gesagt haben, sie wollen ihre Schädel nicht nach Wien gesandt haben, weil sie dann nicht mit ihren übrigen Knochen am Jüngsten Tag zusammenfinden – dieser Mann hat zu Recht gesagt: «Nun ja, da reden die Leute gegen den Alkohol. Aber viel mehr Leute sind durch Wasser zugrunde gegangen als durch Alkohol!»

Das ist natürlich im Allgemeinen auch wahr, weil das Wasser, wenn es Verunreinigungen enthält, gleich in einer viel größeren Menge bemerkbar auftritt. Sodass wenn man es einfach statistisch betrachtet, man natürlich sagen kann: Viel mehr Leute sind durch das Wasser zugrunde gegangen als durch den Alkohol.

Aber es kommt etwas anderes in Betracht, und da möchte ich sagen: Beim Alkohol ist es so wie bei der Geschichte, die dem Leberecht Hühnchen passiert ist – ich weiß nicht, ob Sie die kennen.

Es ist die Geschichte, wo einer ein armer Teufel, ein armer Schlucker ist und sich nur ein Ei kaufen kann. Aber er hat eine große Fantasie zu diesem Ei dazu, und da denkt er sich, wenn dieses Ei jetzt nicht beim Krämer gewesen wäre, sondern richtig bebrütet worden wäre, so wäre daraus eine Henne entstanden. «Wenn ich also nun dieses Ei esse, so esse ich eigentlich die ganze Henne.» In seiner Fantasie stellt er sich das nun vor: «Nun bin ich eigentlich doch ein richtig reicher Kerl, der sein Huhn essen kann!»

Aber seine Fantasie war damit noch immer nicht befriedigt, sondern er dachte weiter, er sagte: «Ja, aber das Huhn, das ich jetzt esse, das hätte ja wiederum soundso viele Eier legen können, aus denen wiederum Hühner ausgekrochen wären. Und diese Hühner alle, die esse ich eigentlich mit diesem Ei mit!» Und schließlich rechnete er sich aus, wie viel Millionen und Millionen Hühner das wären. Dann sagte er sich: «Hieße das nicht schlampampen?!» (schlemmen)

Nun, sehen Sie, ich möchte sagen: So ist die Geschichte beim Alkohol – nun nicht im Spaß, sondern im Ernst.

Gewiss kann man statistisch sagen, wenn man die Zeit von 1870 bis 1880 annimmt und prüft, wie viele Menschen da an Wasser und wie viele an Alkohol zugrunde gegangen sind auf der ganzen Erde, dann überwiegt die Menge von Leuten, die an Wasser zugrunde gegangen sind. Damals starben ja die Leute an Typhus und so weiter noch viel mehr als heute. Der kann ja vielfach mit der Verunreinigung des Wassers zusammenhängen, der Typhus. Ja, meine Herren, da kann man leicht ausrechnen, dass viel mehr an Wasser zugrunde gehen als an Alkohol.

Aber man muss noch anders denken. Man muss wissen, dass der Alkohol nach und nach bis ins Knochenmark hineingeht und nach und nach das Blut ruiniert. Dadurch, dass er dann die Nachkommenschaft ruiniert, ist die ganze nachkommende Familie ruiniert.

Wenn ein Mensch also, sagen wir, drei Kinder hat, so sind diese drei Kinder zunächst ein bisschen ruiniert. Aber diejenigen, die wieder von diesen dreien entstehen, die sind stark ruiniert. Und so ruiniert man für lange Zeiten hinaus die Menschen durch den Alkohol.

Und vieles, was heute an Schwäche in der Menschheit vorhanden ist, ist einfach dadurch vorhanden, dass die Vorfahren zu viel getrunken haben.

Da ist es wirklich so, dass man sich vorstellen muss: Da ist ein Mann und eine Frau. Der Mann säuft. Die Nachkommenschaft wird dadurch schwach im Körper. Nun denken Sie sich einmal, was das schon nach einem Jahrhundert oder gar nach mehreren Jahrhunderten bedeutet!

Also da nützt es nichts, wenn man einfach die Zeit, sagen wir, von 1870 bis 1880 annimmt und sagt: Es sind da mehr Menschen an Wasser zugrunde gegangen als an Alkohol. Da muss man über große Zeiträume hinausschauen.

Und das ist dasjenige, was die Leute heute nicht gerne machen – höchstens im Spaß eben machen, wie der Verfasser von «Leberecht Hühnchen», der natürlich auch über große Zeiträume hinüberschauen muss, wenn er sich denken will, wie er schlampampen kann.

Also Gedanken, die über das Allernächste hinausschauen, die muss man haben, wenn man über diese Sache sozial denkt.

Und da muss ich Ihnen als meine Meinung sagen: Verbieten kann man ja den Alkohol. Aber sehen Sie, dann treten merkwürdige Erscheinungen auf.

Sie wissen ja zum Beispiel, dass heute die Menschen in vielen Erdgegenden dazu gekommen sind, den Alkoholverkauf einzuschränken oder ganz zu verbieten. Aber ich mache Sie darauf aufmerksam, was für ein Übel in Europa in der letzten Zeit eingetreten ist: Der Kokaingenuss nämlich, der von den Leuten auch gemacht wird, um sich zu betäuben.

Und dagegen ist der Alkohol noch Gold, gegen das, was der *Kokaingenuss* anstellen wird, namentlich an Zerstörung der menschlichen Fortpflanzungskräfte! Der eine oder der andere wird das nicht für unverantwortlich halten, dass er Kokain genießt. Aber schon an den äußeren Symptomen können Sie sehen, wie viel schlimmer der Kokaingenuss ist als der Alkoholgenuss.

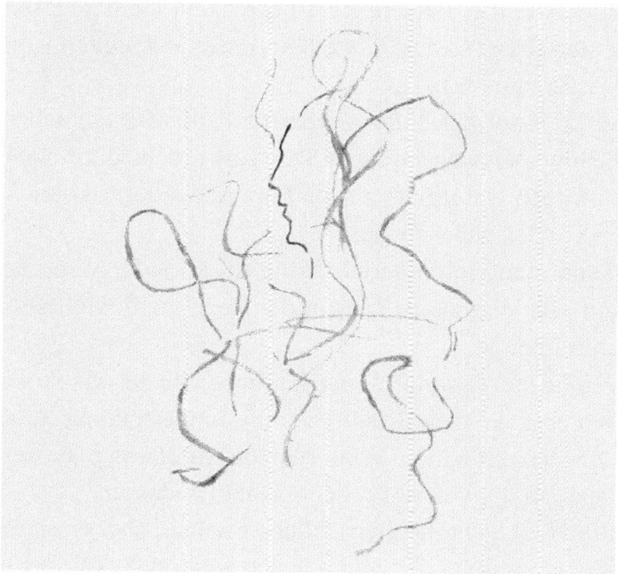

Wenn einer durch den Alkohol das Delirium tremens kriegt, so äußert sich dies durch eine Art Verfolgungswahn. Er sieht überall Mäuse, die ihn verfolgen. Wenn aber einer Kokain genießt, dann kommen Schlangen überall aus seinem Körper heraus!

Erst betäubt sich solch ein Mensch, der Kokain genießt. Das ist angenehm zuerst, es ist eine Art Wollust beim Kokaingenuss. Aber dann, wenn er sich selber anschaut, wenn er längere Zeit das Kokain nicht gegessen hat, dann schaut er für sich selber so aus: Überall kommen aus seinem Körper Schlangen heraus. (s. Zeichnung)

Und er, er läuft nur rasch, um wiederum Kokain zu genießen, damit die Schlangen für eine Zeit lang aufhören. Denn die Furcht, die er vor den Schlangen hat, die ist noch viel größer als die Furcht, die der Alkoholiker im Delirium tremens vor den Mäusen hat.

Und so kann man wohl allerlei verbieten, aber die Menschen kommen dann eben auf allerlei anderes, was in der Regel nicht viel gescheiter, sondern eher schlimmer ist.

Und da glaube ich, dass *Aufklärung* darüber, wie der Alkohol wirkt, in der Weise, wie wir es heute zum Beispiel vor uns hingestellt haben, dass Aufklärung wirklich viel mehr wirken kann – gerade Aufklärung, die den Menschen allmählich dazu bringt, von selbst den Alkohol zu lassen.

Es beeinträchtigt nicht die menschliche Freiheit, aber es erzeugt die Aufklärung zugleich das, dass der Mensch sich sagt: «Das ist aber unheimlich! Bis in die Knochen herein werde ich ruiniert!» Das wirkt dann auf das Gefühl, während Gesetze nur für den Verstand wirken.

Die richtigen Wahrheiten, die richtigen Erkenntnisse, die sind eben solche, die bis ins Gefühl hineinwirken. Deshalb ist meine Überzeugung: Zu einer wirksamen Sozialreform – denn auf anderen Gebieten ist es nämlich fast ebenso wie hier – kommen wir doch nur, wenn wir in weitesten Kreisen für eine wirkliche Aufklärung sorgen.

Aber diese wirkliche Aufklärung kann man ja erst dann schaffen, wenn etwas da ist, mit dem man aufklären kann!

Denn sehen Sie, wenn Sie sich heute irgendwo einen Vortrag über die Schädlichkeit des Alkohols halten lassen – Sie werden die Sache nicht so dargestellt finden, wie ich sie Ihnen jetzt dargestellt habe, obwohl das nicht einmal so besonders schwer ist, denn die Tatsachen kennen die Leute. Sie wissen nur nicht in der gehörigen Weise über diese Tatsachen zu denken. Die Tatsachen kennen sie schon.

Sie gehen meistens aus solchen Vorträgen, die da gehalten werden von einem heutigen Dutzendgelehrten, heraus und wissen nicht recht, etwas Besonderes damit anzufangen. Und wenn sie besonders gutmütig sind, so sagen sie: «Na Gott, man ist halt nicht vorbereitet, man hat die Geschichte nicht verstanden. Der gelehrte Herr weiß das alles. Man kann als einfacher Mensch nicht alles verstehen!»

Aber der Grund ist, dass der selber das nicht versteht! Wenn man nämlich eine Wissenschaft hat, die wirklich auf die Fundamente geht, auf die Grundlagen geht, dann kann man es nämlich schon zum Verständnis bringen – auch den einfachsten Menschen.

Wenn heute die Wissenschaft so wenig wirksam ist, so ist es eben deshalb, dass sie eigentlich mit Ausschluss der wirklichen Menschlichkeit entstanden ist.

Die Leute werden immer zuerst Privatdozent, dann außerordentlicher Professor, dann ordentlicher Professor. Die Studenten sagen dann: «Ein ordentlicher Professor weiß nichts Außerordentliches und ein außerordentlicher Professor, der weiß nichts Ordentliches.» Die Studenten haben das im Gefühl, meine Herren! So geht der ganze Schlendrian weiter.

Und bei sozialen Reformen wirkt die Wissenschaft eigentlich gar nichts, während sie in der allertätigsten Weise wirken könnte. Und deshalb muss jemand, der es mit dem sozialen Leben ehrlich meint, immer wieder darauf zurückkommen: Stroherne, papierne Gesetze sind viel weniger wichtig – natürlich braucht man sie auch –, aber sie sind viel weniger wichtig als eine durchgreifende Aufklärung. Diese Aufklärung, die braucht man. Dann erst würden wir richtig weiterkommen.

Gerade so etwas, wie man es studieren kann beim Alkohol, das lässt sich überall begreiflich machen.

Und dann kommt man zu dem, was ich immer sage. Nicht wahr, die Leute kommen und fragen: «Ist es besser, keinen Alkohol zu trinken, oder ist es besser, Alkohol zu trinken? Ist es besser, Vegetarier zu sein oder Fleisch zu essen?»

Ich sage überhaupt niemals einem Menschen, ob er den Alkoholgenuss unterlassen soll oder ob er den Alkohol trinken soll, ob er Pflanzen essen soll oder Fleisch essen soll, sondern ich sage zu dem Menschen: «Der Alkohol wirkt so und so.» Ich stelle ihm einfach dar, wie er wirkt. Dann mag er sich entschließen zu trinken oder nicht.

Und so mache ich es schließlich auch beim Pflanzen- und Fleischessen. Ich sage: «So wirkt das Fleisch, so wirken die Pflanzen.» Und die Folge davon ist, dass der Mensch sich selber entschließen kann.

Das ist das, was man vor allen Dingen in der Wissenschaft haben muss: Respekt vor der menschlichen Freiheit. Sodass man gar nicht das Gefühl hat, man will irgendeinem Menschen etwas gebieten oder verbieten, sondern man sagt ihm die Tatsachen.

Was er damit tun will, wenn er weiß, wie der Alkohol wirkt, das ist seine eigene Sache. Er kommt dann von selbst darauf, was das Richtige ist. Da kommen wir am allerweitesten.

Da kommen wir dazu, dass freie Menschen sich ihre Richtung selber geben können. Und das müssen wir anstreben. Dann erst kommen wir zu richtigen sozialen Reformen.

Wenn ich am Mittwoch da bin, werden wir dann den nächsten Vortrag haben können.

Für eine leichtere Lesbarkeit ist folgende **Wortersetzung** vorgenommen worden (im Text durch ° gekennzeichnet):

Kater° *ersetzt* Katzenjammer

Mensch- und Erdentwicklung

7 planetarische Verkörperungen der Erde	1. Saturn-, 2. Sonnen-, 3. Mond-Erde, 4. Erde (jetziger Planet), 5. Jupiter-, 6. Venus-, 7. Vulkan-Erde
7 geologische Epochen der jetzigen Erde	1. Polarische, 2. hyperboräische, 3. lemurische, 4. atlantische, 5. nachatlantische (die jetzige), 6., 7. Epoche
7 Kulturperioden der «nach-atlantischen» Zeit (je 2160 J.)	1. Indische, 2. persische, 3. ägypt.-chaldäische, 4. griech.-römische Kultur (747 v.–1413 n.Chr.); 5. unsere Kulturzeit (1413–3573 n.Chr.), 6., 7. Epoche

Das Wesen des Menschen

3 Körper-Hüllen	1. Physischer Körper 2. Ätherleib, Bildekräfteleib 3. Astralleib
3 Seelen-Kräfte	1. Empfindungsseele 2. Gemüts- oder Verstandesseele 3. Bewusstseinsseele
3 Geistes-Glieder	1. Geistselbst (höheres Ich) 2. Lebensgeist 3. Geistesmensch
Aus 9 wird 7	1. Physischer Leib, 2. Ätherleib, 3. Astralleib, 4. Ich, 5. Geistselbst, 6. Lebensgeist, 7. Geistesmensch

Dreiheit in Mensch und Welt

Geistige Wesen:	Luzifer	Christus	Ahriman
Evangelium:	Diabolos	Streben nach Gleichgewicht	Satanas
Geistig:	Spiritualismus		Materialismus
Seelisch:	Schwärmerei		Pedanterie
Physisch:	Entzündung		Sklerose
Moralisch:	hemmend	fördernd	hemmend

Naturelemente

Ätherwelt:	Wärmeäther	Lichtäther	Ton-/Zahlenäther	Lebensäther
Phys. Welt:	Wärme	Luft	Wasser	Erde
Unternatur:	Schwerkraft	Elektrizität	Magnetismus	Atomkraft
Naturgeister:	Salamander	Sylphen	Undinen	Gnome

Stufen der Einweihung

1. Imagination	Bilder sehen – in der Akasha-Chronik (Ätherwelt)
2. Inspiration	Worte hören – in der Seelenwelt (Astralwelt)
3. Intuition	Wesen erkennen – in der geistigen Welt (Devachan)

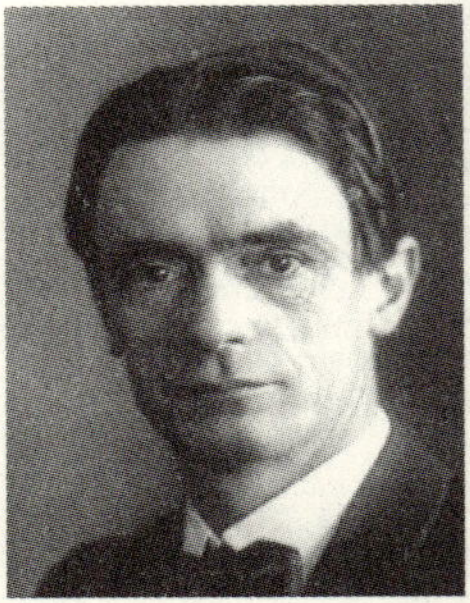

Rudolf Steiner (1861-1925) hat die moderne Naturwissenschaft durch eine umfassende Wissenschaft des Übersinnlich-Geistigen ergänzt. Seine «Anthroposophie» ist in der heutigen Kultur eine einzigartige Herausforderung zur Überwindung des Materialismus, dieser leidvollen Sackgasse der Menschheitsentwicklung.

Steiners Geisteswissenschaft ist keine bloße Theorie. Ihre Fruchtbarkeit zeigt sie vor allem in der Erneuerung verschiedener Bereiche des Lebens: der Erziehung, der Medizin, der Kunst, der Religion, der Landwirtschaft, bis hin zu einer gesunden Dreigliederung des ganzen sozialen Organismus, in der Kultur, Rechtsleben und Wirtschaft genügend voneinander unabhängig gestaltet werden und sich dadurch gesund entfalten können.

Von der etablierten Kultur ist Rudolf Steiner bis heute im Wesentlichen ignoriert worden. Dies vielleicht deshalb, weil viele Menschen vor der Wahl zwischen Macht und Menschlichkeit, zwischen Geld und Geist, zurückschrecken. In dieser Wahl liegt jene innere Erfahrung der Freiheit, die vor zweitausend Jahren allen Menschen möglich gemacht wurde und die zu einer zunehmenden Scheidung der Geister in der Menschheit führt.

Die Geisteswissenschaft Rudolf Steiners kann weder ein elitäres noch ein Massenphänomen sein: Einerseits kann nur der einzelne Mensch in seiner Freiheit dazu Stellung nehmen und sie ergreifen, andrerseits kann dieser Einzelne in allen Schichten der Gesellschaft und in allen Völkern und Religionen der Menschheit seine Wurzeln haben.